Judith Magdalena Kornev-Rietmann

Du Meister aller Lieder – spiel!

Gedichte

aus der Sammlung
„Zwiesprache mit dem Schicksal“

herausgegeben, eingeleitet und kommentiert von
Clemens und Ulrike Rietmann

www.juriet-gedichte.de

Auflage: 2.000 Exemplare
Umschlaggrafik: Galina Korneva
Druck: schwarz auf weiss Litho & Druck GmbH
www.sawdruck.de
gedruckt auf chlorfrei gebleichtem Papier

Freiburg, im März 2009, zweite Auflage

ISBN 978-3-86814-010-1

Inhalt

Wie ist das klein, womit wir ringen,
was mit uns ringt, wie ist das groß;
ließen wir, ähnlicher den Dingen,
uns so vom großen Sturm bezwingen, –
wir würden weit und namenlos.

(Rainer Maria Rilke, Der Schauende)

Frag mich nicht nach meinen Sehnsuchtswegen,
bin in deinem Mosaik ein Stein.
Wirst mich an die rechte Stelle legen:
Deinen Händen bette ich mich ein.

(Edith Stein zugeschrieben)

Schöpfungen zum Lebenkönnen

Die Gedichte dieses Bandes sind in einem vom Schicksal schwer gezeichneten Lebensabschnitt der Autorin Judith Magdalena Kornev-Rietmann entstanden. Im Frühjahr 1995 traten erste irritierende Krankheitssymptome auf. Die folgende Zeit quälender Ungewissheit wurde im Herbst mit der Diagnose der als unheilbar geltenden Krankheit Multiple Sklerose (MS) beendet. Judith war zu diesem Zeitpunkt 17 Jahre alt. Wenige Monate später, im Frühjahr 1996, schuf sie die ersten lyrischen Texte. Vier Jahre lang war es ihr gegeben, weitere Gedichte zu verfassen, bis mit dem ungewöhnlich rasanten Fortschreiten der Krankheit die Lähmungen auch ihre Arme und Hände erfassten und dem poetischen Schaffen ein Ende setzten. Das Gedicht „O schweres Zerbrechen" vom 5. Mai 2000 ist das letzte von ihr geschriebene.

Lange Zeit hatte Judith gezögert, ihre dichterischen Aktivitäten jemandem anzuvertrauen. Erst im Mai 1998, als sie uns Eltern drei ihrer Wortschöpfungen schenkte, erzählte sie, wie die Gedichte entstanden waren und dass schon eine größere Anzahl derartiger Texte in ihren Tagebuchaufzeichnungen existierte.
Es drängte sie, sich schreibend mit ihrem immer beschwerlicher werdenden Alltag, mit ihren Fragen und ihrer Sinnsuche auseinanderzusetzen. Dabei stellte sie fest, dass sich das Schreiben mancher Gedanken wie von selbst in einer verdichteten Sprache formte, als rhythmische Prosa oder als Gedicht. Judith begann daraufhin, einen poetischen Gestaltungswillen zu entwickeln und mehr und mehr auf Sprachmelodie, Rhythmus und sprechende Bilder zu achten.
Spiegelten sich in den frühen Texten noch eher schlichte kreative Lust und Freude an verdichteter Sprache und Form, so fanden schon bald ihre Ängste, Nöte und andere Befindlichkeiten thematischen Widerhall in den zahlreicher werdenden Gedichten. Es wurde für sie eine existentielle Notwendigkeit, ihr Erleben in einer sprachlich adäquaten Form

in Worte zu fassen. Judith erzählte, dass sie im Verlauf ihrer inneren Entwicklung und mit wachsender Schreiberfahrung unter eine Art Schreibdrang geraten sei. Manchmal habe sie morgens sehr früh aufstehen müssen, um sich von einem bestimmten Gedanken, einem Gefühl, einem inneren Bild in dichterischer Form zu entbinden.

Als uns Eltern die Intensität ihres lyrischen Schaffens bewusst wurde, baten wir Judith, die Gedichte aus ihren Tagebüchern herauszuschreiben. Damit begann sie im Herbst 1999. Dieser Prozess dauerte mehrere Monate. Es entstand bis Mai 2000 ein kleines Opus von ca. 150 Gedichten, die zugleich ein poetisches Tagebuch der ersten vier Krankheitsjahre darstellen.

Der vorliegende Band enthält eine Auswahl von 47 Gedichten, im Wesentlichen gegliedert nach den Entstehungsdaten, um den Tagebuchcharakter zu erhalten. In zahlreichen Gedichten klingen dunkle, schicksalsschwere Töne an. Doch stimmen sie – bei genauem Hinhören – ebenso in den Gesang auf die Schönheit und Kostbarkeit des Lebens ein wie etwa die Verse, die die Natur und die Jahreszeiten besingen. Judith beendet ihr „Selbstportät“ (S. 17) mit den Worten „und liebt vom tiefsten Innern her das Leben“. Diese Haltung, zu der sie sich durch Schmerz und Verzweiflung hindurch auch mit Hilfe des Schreibens emporgearbeitet hat, spinnt sich als roter Faden durch ihr Schaffen und ihr ganzes Sein. Ja, bis heute, acht Jahre nach ihrem letzten Gedicht, hat Judith sich diese Liebe zum Leben bewahrt, obwohl sie nicht nur den Verlust ihrer Schreibfähigkeit hinnehmen musste, sondern bald darauf auch ihre Sprache und die Kontrolle über fast alle willentlich gesteuerten Körperfunktionen verlor.

Judiths Weg ist kein Einzelschicksal. Sie teilt es mit Millionen anderer Menschen, die einem ähnlichen Leidensprozess unterworfen sind. So sehen wir die Veröffentlichung der Gedichte auch als Zeichen der Solidarität.

Ihre Dichtungen wurden Judith selbst Schöpfungen zum Lebenkönnen. Wenn sie dies auch für andere Menschen – gesunde wie kranke – werden, dann hat diese Gedichtsammlung ihren Sinn erfüllt.

Schließlich möchten wir den vielen Menschen Dank sagen, die die Veröffentlichung von Judiths Gedichten unterstützt haben:

- allen Menschen, die uns nach der Lektüre einiger Gedichte oder nach den öffentlichen Lesungen zur Herausgabe ermutigt haben
- Angelika Büchelin, der die Veröffentlichung zahlreicher Gedichte in verschiedenen Publikationen des „Verlages am Eschbach" zu verdanken ist
- Dr. Eugenia Constantinovici für die Aufnahme einer Auswahl der Gedichte auf zwei CDs
- Uta Witten, Judiths Firmpatin, für ihre ausdauernden Bemühungen bei der Suche nach einem geeigneten Verlag
- Rahel Hoffmann, einer Freundin von Judith, für ihre Hilfe und wertvollen Ratschläge bei der Korrektur und der redaktionellen Arbeit
- Heinz Vogel, Pfarrer der katholischen St. Andreas-Gemeinde in Freiburg-Weingarten, für seine Wertschätzung der Gedichte und für die Gestaltung eines meditativen Abends der Reihe „Zur Nacht" mit Judiths Gedichten im Freiburger Münster (November 2003)
- Ulrich Schäfle, evangelischer Pfarrer der Kurseelsorge Bad Krozingen, für die Ermöglichung der ersten öffentlichen Leseveranstaltung im Haus der Kurseelsorge (November 2006)
- Pavel Jurkovič, Judiths Patenonkel und tschechischer Musiker, für die Vertonung eines ihrer Gedichte.

Freiburg, im März 2008 — Clemens und Ulrike Rietmann

Die Gedichte

Das Lied vom Leben

23.10.'99

Du Meister aller Lieder – spiel!
Ich lege mich in Deine Hände.
So wie ein Engel, welcher fiel,
und sanft nun aufgerichtet steht
und fühlt, wie tosend Deine Hände
entfesselt sind, und in mir weht
der Sturmwind Deines Atems.

Du Meister aller Lieder – spiel!
Ich lege mich in Deine Hände
so wie ein Engel, welcher fiel,
und sanft nun aufgerichtet steht
und fühlt, wie tosend Deine Hände
entfesselt sind, und in mir weht
der Sturmwind Deines Atems.

Du Meister aller Lieder – spiel!
Spiel mir das Lied vom Leben!

23. 10. 1999

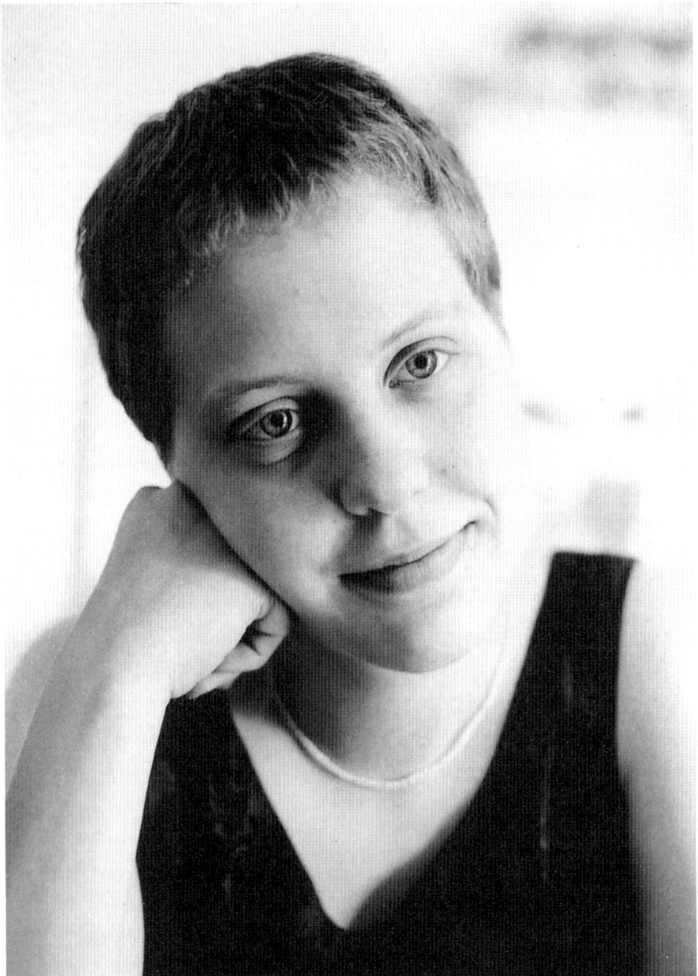

Sommer 1999

Selbstporträt

So himmelweit geöffnet sind die Augen –
ist es Erstaunen, ist es Schrecken,
vielleicht ist's auch Aufmerksamkeit –

umwölbt von klaren Bögen,
die sich mit dunkeln Schatten
zum offnen Rund um diese Seen schließen.

Ein kräftiger und breiter Sattel
des Nasenrückens mündet in die Stirn,
die offen daliegt, wie die Eb'ne,
die sich zur Waldgrenze erstreckt.

Sie findet Antwort in den Wangen,
die von der Nase fließend sich erweitern,
bis rund sie dann das Kinn umformen.
Und so entstehn von Wangen hin zu Flügeln
der Nase zwei gebogne Schatten,
die sich ins Dreieck fügen als ein Rund,
zum Mittelpunkt
das Licht der Nasenspitze
erklären – zwischen Augentälern
und dem vollen Mund.

Die Lippen ruhen warm und geben
in ihren Winkeln Wohnung vielen Tönen,
bereit zu Schalk, zu Tränen, auch zu Wut,
das Kinn ist jeder Regung gut –
und alles fügt sich zum Oval,
empfängt die Welt, gibt Antwort, Widerhall
und liebt vom tiefsten Innern her
das Leben.

7. 10. 1999

Und ich bin Pilgerin

Gedichte des Jahres 1996

Ringe?   Stufen?
Ich lebe mein Leben.
Wer formt es und färbt es?
Falle ich selbstbestimmt?
Wer hat's mir gegeben,
wer nimmt es?
Die Antwort darauf –
sie ist wohl unendlich,
kein Mensch kann sie geben.

Februar 1996

Lyrische Stimmung – ich weiß nicht woher
Wortstücke, Lieder im Kopf – schon nicht mehr
Gedanken wandern und schweifen umher...
Ich will sie fassen, zusammenfinden,
doch nur Entwinden ist ihre Antwort
keine Antwort – es bleibt mir die Frage.

Mein Körper gab längst das Signal schon: leer.
Und doch – mein Bestreben, dem Ausdruck zu
geben,
was in mir erwacht ist – warum grade jetzt? –
hält mich noch traumwach,
bis diese Zeilen nicht mehr enteilen.
Der Traum wird zum Schlaf –
gute Nacht.

März / April 1996

Leben! Glück! – und wenn ich stürbe,
so könnte ich sagen: Ich habe gelebt.
Reich beschenkt geh ich, doch ohne Bürde,
gehüllt in Schleier, die zart gewebt
aus Träumen, Erfüllung, Hoffnung und Dank.

Und doch vergaß ich nicht dunklere Tage,
wo jeder Schleier und Zauber vor Frage
und Antwort und Stille und Angst zerbrach.
Sie ruhn auf dem Grund meiner Seele in Klarheit,
haben ihren eigenen Klang.
Er ist nicht schön, doch trägt er Wahrheit
und schwingt mit anderem in mir nach.
Die Erde um mich – ein großer Gesang.

30. 7. 1996

Es ist, als sei'n mir all die Farben,
die leuchten, strahlen, singen,
abhanden gekommen – begraben
von schweren, düsteren Dingen...
Es blieb mir Blau und Grau und Schwarz –
was fang ich damit an
am Ende dieses Tags?

Der Tag, er war getränkt mit Schwere
und doch – es ist ein Tag,
gelebte Zeit, nicht bloße Leere –
was mag es sein, das er mir sagt?
„Nimm ihn so an“ ...
Ja – leicht ist's nicht,
zu sagen: er war wohlgetan.

25. 9. 1996

Zuweilen wünscht man,
daß Wunder geschehen
hinein in graue Zeit.
Man dreht sich um
und wartet, hofft ganz sinnlos
auf irgendetwas Großes.
Dann fällt es schwer,
Kleines zu tun
im Wünschen, Großes
zu bewirken.

29. 11. 1996

Das Jahr neigt sich dem Ende zu,
stetig, ruhig.
's ist Zeit, zu stehn –
nur einen Augenblick zurückzusehn
in dieser Wende,
um klar und ganz bewußt zu gehn
den nächsten Schritt.

Ein Meer der Zeit,
ein Fluß, an dessen Ufern
so vieles im vergangnen Jahr gereift,
gewachsen und verwelkt,
erblühte und erstarb.

Und ich bin Pilgerin;
vor mir ein Weg – so weit
der Horizont – so fern
und über mir der Himmel – hoch,
so offen, daß wohl niemand ihn begreift.

Schau einmal noch dich um –
bedacht und aufmerksam.
Zuweilen sieht man nicht
– als hätte man's verlorn –
das Kostbarste...
oft ist es unsichtbar.

Ich leg es in mein Innerstes,
und stumm,
doch voller Melodien
setz ich den Fuß,
unsicher noch,
nach vorn.

31. 12. 1996

Mein Weg

Gedichte des Jahres 1997

Der Kirschbaum blüht,
Natur entfacht aus hundert Kehlen
den Gesang vom Frühling.
Doch ich bin müd,
die Augen sehen – Ohren hören kaum,
was um mich vor sich geht.

In ihren Pranken hält mich Trübe fest
und die Gedanken lösen sich nur schwer.
In Einsamkeit und Trauer
verschließ ich mich,
bau mir so selbst die Mauer,
die mich gefangen hält.

Und dies Gefängnis steht in einer Welt,
die voll ist von Geschäftigkeit
und völlig unwichtig bin ich darin,
ein Tropfen nur in einem Meer,
verloren in Verlassenheit.

Ein Vogel, dessen Nest
ihm zum Gefängnis ward.

22. 3. 1997

An meinen Tod

Wer bist Du nur ...
Vertraut aus manchen Bildern meiner Phantasie,
ein Freund – und doch
so fremd, so fern, so unheimlich
und so von Angst umschattet.

Du bist ein Teil des Lebens –
bist Du Leben? Oder –
ist Leben Tod?

Teile seid ihr eines Ganzen,
Werkzeuge einer großen Hand.

Und ihr seid Lehrer.
Ihr bildet, formt und färbt die Seelen.

So lehre mich, mein Tod,
lehr mich die Kunst,
zu lassen,
Freiheit zu nehmen und zu geben,
und lehre mich, zu gehn ohne zu halten.
Dann schenke mir die Ewigkeit in einem Augenblick.

27. 6. 1997

Ich werfe Dir den Handschuh hin,
da liegt er – nimm ihn an!
Und hoch erhobnen Hauptes steh ich da –
bereit zum Kampf.

Du bist ein unsichtbarer Gegner, Schicksal,
und ich weiß darum.
Doch unaufhaltsam führt mein Weg
mich zu Dir – ja,
Du bist der Weg.

Und jeden Schritt werd ich erfechten,
werde daran Kräfte sammeln,
werde wachsen –
bis ich Dir gewachsen bin.

13. 7. 1997

Ein Bogen der Freude spannt sich weit,
nach all der Schwere und Dunkelheit
füllt sich mit Licht, was düster war,
der Atem dehnt sich, wie befreit
stehn Schatten und Ängste offen und klar
vor mir, getaucht in Helligkeit
und ohne Fesseln, verloren den Schrecken;
jetzt sind sie da, um mich aufzuwecken
und immer von neuem Aufmerksamkeit
in meinem Innern anzustecken.

24. 7. 1997

Abschied von Wärme und hellem Strahlen.
Die ersten Blätter fallen vom Baum,
mein Herz will mit düstern Farben nur malen
und Melancholie wiegt meinen Traum.

Die Blumen locken mit trübem Lächeln,
an tausend Wänden bricht sich mein *Warum?*
Des Windes tausend Hände fächeln
mir Leere zu und alle Stimmen
bleiben stumm.

In meinem Innern den Sturm entfesseln,
die heilige Wut, mit aller Macht
die Antwort entreißen,
mein Schicksal in seine Geheimnisnacht
verfolgen, erkennen – um wieder mich sacht
in seine Hände zu geben.

29. 8. 1997

Du Alte, Du Weise – Meisterin
Du trägst das Wissen vieler Leben
und jeder Schritt, zu dem sich meine Füße heben,
um den ich mich Dir nähere,
erfüllt mit größrer Ehrfurcht mich.

Du siehst den innern Kern der Dinge,
und Deine Stimme weiß den wahren Namen
der Schöpfung, die sie nennt.
Ich weiß – Du kennst auch, wen Du lehrst,
Du findest ihn,
und all sein Suchen und Bemühn
ist fruchtlos, rufst Du nicht selbst ihn zu Dir.

Du wohnst in jedem Menschen, jedem Ding,
Du lehrst mich Demut, lehrst mich sehn
auf meinem Weg, lehrst Achtsamkeit – lehrst Leben.
Und jeder Schritt, zu dem sich meine Füße heben,
erfüllt mit Sehnsucht mich – lehrt mich Geduld.

4. 11. 1997

Das Tor ist zugefallen

Gedichte des Jahres 1998

Augenblick

Hauchdünn ist die Scheide vom Gestern zum
Morgen
und doch geschieht das Leben in ihr.

Nicht schwanken will ich, keinen Schritt weichen
vom Sein im Jetzt, im ewigen Hier.

Und was auch geschieht, was auch immer mir
droht,
ich will vertrauen, will weitergehn.

Die Hände, die sich zur Hilfe mir reichen,
sind verläßlich und werden ewig bestehn.

14. 2. 1998

Dieser Tag ist so leer,
ohne Lebensfunken,
hat er Sinn,
ist er gelebt?

Was ist Leben, was Sinn –
nicht auch jene Stunden,
die verrinnen
aus Leere gewebt?

Was anfing zu keimen,
was noch versunken,
kann reifen, bis es die Oberfläche
des Seelenspiegels bewegt.

14. 3. 1998

Noch ist nicht Zeit des Lächelns
und wenn ich's tu, so glaubt mir nicht!

Mein Seelenklang ist noch
aus festem Stoff gewebt
und schwere Schönheit dieser Welt
verdichtet sich in ihm.

Sanfte, bitter-süße Reife,
dunkle Trauer
und rauschend helles Leben,
so kaum gezogene Grenze,
gleiten hinüber von Sein zu Sein.

11. 5. 1998

In tausend Formen gießt sich Licht
und unter Blüten singt Natur,
sie reift dem hellsten Tag entgegen
und lauscht, was ihr aus tausend Kehlen
eine Stimme spricht.

Und manchmal trägt nur noch ein Schritt,
ein Wort, eine Bewegung
die Grenze zur Unendlichkeit.

Dann öffnet seine Tore weit
ein reicher, großer Augenblick
und läßt uns staunen,
gibt uns zum Geleit
die Schönheit dieses Lebens mit.

5. 6. 1998

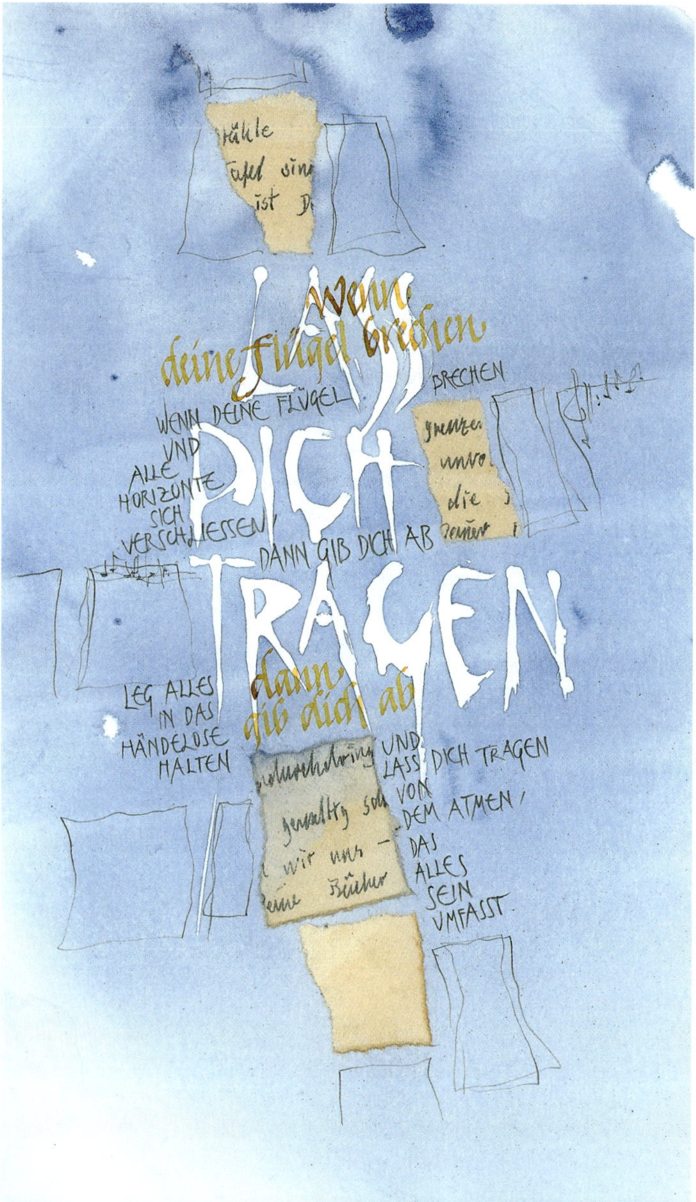

Gestaltung: Ursula Kreutz, 2008

Wenn deine Flügel brechen
und alle Horizonte sich verschließen,
dann gib dich ab,
leg alles in das händelose Halten
und laß dich tragen
von dem Atmen,
das alles Sein umfasst.

30. 6. 1998

Mein Schicksal galoppiert
und unter seinen Hufen
zersplittert, was erhofft, erträumt
ich in mir trug – Nußschalen gleich.

Wohin mich's trägt? – Auf all mein Rufen
und Fragen sprengt es aufgebäumt
nur schneller fort – ob ich erbleich,
ob voller Aufruhr ich mich sträub,
in wilder Jagd reißt es mich mit.

Und eines, eins nur pulst und schlägt
in mir: Verlier dich nicht!
Schon manche Stürme schufen
aus Wogen dunkel wild zerschäumt
ein neues, inn're Königreich.

4. 10. 1998

Das Tor ist zugefallen,
das große Tor der Welt,
ich steh davor
und mitten unter allen
bin ich so ganz auf mich gestellt.

Da ist nur Leere und ein Weinen
um all den Glanz, den ich verlor,
ein Stäubchen Lichts aus Ewigkeiten
verirrt in endlosen Gezeiten,
wende mein Antlitz ich empor.

Da gibt ein Augenblick aus seinem
unendlich reichen Atmen mir
Geborgenheit, und meinem kleinen,
verlornen Ich schenkt er das Wir.

7. 12. 1998

Gott, gib Antwort!

Gedichte aus verschiedenen Jahren

O Herr, Du hast mich hilflos klein
gemacht – jetzt gib mir Größe,
daß ich's tragen kann,
so ohne jeden Schutz zu sein
(und ohne Tun),
damit ich nicht verzweifle dran.

Du nimmst und gibst ohne zu fragen,
Dein Maß ist nicht unsre Gerechtigkeit,
und ob wir danken oder klagen,
Du öffnest Deine Hände weit
und nimmst es auf, und gibst von neuem.
So lehr mich Demut, Herr, aus Deiner Ewigkeit.

Du gabst zum Trost uns tief im Innern
ein Korn Deiner Unendlichkeit,
daß wir's zum Blühen bringen im Erinnern
an Deine Weite, wenn in Traurigkeit
und dunkler See wir zu versinken drohn.

So öffne meine Augen, Herr, damit ich sehe:
Deine Gnade ist meiner Trauer Lohn.

24. 12. 1998

Ringen mit Gott

Ich rufe zu Dir, Gott,
gib Antwort!

Du hast mich geführt,
jetzt bin ich hier
und es ist einsam, kalt und leer
und still – Du schweigst.

Wo soll ich Halt und Richtung finden,
wenn doch alles zerbricht?
Ich habe Dir geglaubt
und Du schweigst.

Wenn ich jetzt falle, alles hinwerfe
und mich weigere zu gehn...
Du schweigst.

Und wenn ich einfach gehe,
blind in irgendeine Richtung laufe...
Du schweigst auch dann.

Du bist geduldig, Gott, in Deinem Schweigen,
ausdauernd, hart.

Ich stehe in der Stille
und ziehe mich auf mich zurück.
Ich möchte alle Weisheit
Dir vor die Füße werfen.

Doch wo sind Deine Füße,
wo die Grenze,
wo Dein Außerhalb?

Du bist ein strenger Lehrer,
unausweichlich groß
indem Du frei läßt.

Du bist das Sein, läßt es auch Dich –
    Du läßt es niemals los.

14. 4. 1999

Angst hat mich erfaßt
und namenlose Trauer,
Erschrecken vor dem Tod.

Was ist es, das mir droht
mit händeloser Geste
mich durchschauert....?

Es ist ja jene Wand,
die unser Irdisch-Sein begrenzt,
aus Angst gewebt und Dunkelheit,

und niemandes Verstand
durchdringt die Traurigkeit
mit seinem Lebenslicht.

Uns bleibt nur Ahnung
und Erschrecken
vor Deiner Größe, Gott,

vor Deiner Unausweichlichkeit,
die alles hält,
niemals das Lot

verliert, was auch geschieht,
kein Ding, kein Wesen fällt
aus Deiner Hand.

Uns bleibt im Erdenland
Vertrauen nur
und Sein.

30. 9. 1999

Mein Kämpfertum ist abgeschwollen,
was mir nun bleibt, ist schlichtes Sein
und nichts zu fordern, nichts zu wollen
als dieses Leben, diesen Tag allein.

Wenn Traurigkeit und Schwere
aus Stunden mir entgegendunkeln,
so will ich tiefer noch der Leere
mich anvertraun, aus der im Schweigen
mir Gottes Splitterformen funkeln.

17. 10. 1999

Aus jeder Pore rinnt mein Schmerz,
mein ganzes Sein verzehrt sich
und sehnt sich, dehnt sich weltwärts,
mich brennt der Lebenshunger.

Wie lange noch bleib ich so krank,
so sehr an meine kleine Welt gefesselt,
wie lange ohne Kraft – wie lang?
Die Antwort schweigt, wie immer.

Ich will, Gott, daß Du weißt,
daß ich erschöpft bin, ohne Kraft
und was mir blieb, das kreist und kreist
um die alltäglich neue Mühsal.

Wenn d a s mein Sinn ist,
schenke mir den Tod,
denn Du in Deiner Größe, Du vergißt
die Maße meiner kleinen Menschenseele.

Und wenn Du andre Pläne hast,
so gib mir Boden, der die Hoffnung nährt.
Das Fünkchen, das Du gabst, ist fast
erloschen, hat sich fast verzehrt.

Mir bleibt nichts, als mich wieder
in Deine Hand zu geben –
diesmal fällt es mir sehr schwer.
Doch ohne Dich gibt es für mich kein Leben,
gibt es auch kein Sterben mehr.

28. 12. 1999

Herr, ich ertrage Deine Gnade nicht,
Dein Sein, das mich in diesem Leben hält.
Du trägst mich, siehst mir ins Gesicht
mit grenzenlosen Blicken.

Ein tiefer Schmerz der Heimkehr klingt
in mir, in aller Nüchternheit
und meine Seele, welche mit Dir ringt,
zittert in der Wärme Deines Atems.

2. 1. 2000

Ich lege mich zu Deinen Füßen...
birgt Deine Hand nur einen süßen,
hellen Moment unter dem Tränenmeer?
Ich will es glauben, weiter meinem Leben
den Funken Licht, den Sinn ablauschen.

02.02. 2000

Dies Werden und Vergehn

Gedichte des Jahres 1999

Die Vögel singen den Frühling herbei
und tastend erinnert die Erde Farben
und Formen und dehnt sich voll Atmen
und spricht von neuem zu allem: sei.

Schwebend im Flug zwischen Hoffnung und Klage
hör ich ihr Flüstern, und Träume, die starben,
die schliefen, die längst erloschen geglaubt,
beginnen zu keimen – zart wie eine Frage.

Gelassen umspannt der Himmel all dies,
wird weiter, heller, verwebt mit Garben
von Licht zuweilen das Astgewirr,
als hielte er sanft, was achtlos man fallen ließ.

6. 3. 1999

In jedem Augenblick entsteht die Erde,
vergeht und wird von neuem.

Wir selbst sind Schöpfer dieses Seins
im Atem, jedem Augenblick,
in dem wir uns nicht scheuen,
zu werden, was wir sind.

Dann blüht von Schritt zu Schritt
das Leben, läßt uns staunen
vor der Welt – ganz wie ein Kind.

2. 6. 1999

Die Seerose

Unfaßbar hell schwimmst du
gelassen über schwarzen Tiefen
und Tropfen schimmern klar,
veredeln noch dein Inneres.

Als könne es dich halten
gibt ein rundes Blatt dir Hafen
und andre scheinen sich
nach deiner edlen Reinheit hinzudrängen.

Ganz ohne jeden Hochmut öffnest du
dich Tag für Tag und trinkst die
Sonnenstrahlen
und bist dabei unsagbar schön.

Und diese Schönheit gründet in der Tiefe
der schwarzen Wasser, wo es keimt
und immer neues Sterben neues Leben nährt.

Hier ist die Quelle deiner Weisheit,
die, wenn es dunkelt, zu dir spricht
und deine Blätter fest verschließt,
auf daß kein Schatten, keine Dunkelheit
dein strahlend warmes Gold im Innern trübe.

Dann hörst du eine Nacht
dem tiefsten Ursprung zu,
um mit dem Morgen leis
von neuem zu erblühn.

Dies Werden und Vergehn –
es ist dir so vertraut, daß du,
wenn deine Strahlenskraft verblaßt,
ganz ruhig hinuntersinkst,
um neuem Blühen Lebensgrund zu geben.

Doch bis zu dieser Stunde
wirst jeden Augenblick du strahlen
und sein, als gäbe es
    nur diesen
    einen Tag.

2. 8. 1999

Der Sommer neigt sich, reift zum Herbst,
das Licht wird golden, klar die Luft,
und wenn ein Vogel singt, so ruft
zum Aufbruch er in wärmere Gefilde.

Schon sind die Abende nicht mehr
von solcher Milde, solchem Leben,
die ersten bunten Blätter legen
sich auf das warme Grün und Braun.

Und Nebel steigen auf aus Auen,
mit halb geschlossenen Träumeraugen
scheint die Natur sie aufzusaugen,
die letzten Tropfen heller Sommersüße.

Nur einige Tage währt der Traum,
dann rauschen dichte Regen nieder,
singen der Erde weise Lieder
vom letzten Schritt der Reifezeit.

6. 9. 1999

Pucki

(Hommage an unsere Katze)

So ganz dem Augenblick ergeben
hast Du im Sonnenschein gelegen,
Dein dunkles Fell im Spiel mit hellen Strahlen,
erfüllt von wacher Ruhe – hingegossen,

die gelben Augen halb geschlossen
und nur die flinken Ohren im Empfangen,
ertastend, was die Bäume, Büsche, Wesen
für Bilder in die Atmosphäre malen.

Und dann, als hätte Dich
ein schneller, scharfer Ruf erreicht,
ein Windhauch, der Dich leis umschlich,
ein Schritt – uns Menschen unbedeutend –

spannt Deine Sinne, Wachheit läutend,
und unvermittelt bist Du auf dem Weg,
hast fast im Flug Dein Reich durchmessen
und jede Botschaft aus Geruch, Licht, Laut
gelesen.

Dann sitzest Du, Herrscherin ganz,
voll Anmut, die sich mühlos leicht
in jeder Regung spiegelt
von Ohrenspitzen bis zum Schwanz.

Und voll Vertraun in Zärtlichkeit
konntest Du unsern Händen schmeicheln,
Dich überlassen – doch die Zeit
hast du bestimmt, das Ende unserm Streicheln.

Du Meisterin des Augenblicks,
nie hast Du festgehalten,
wenn aus den Schalen eines Stücks
sich ein Moment ganz neu entfalten

wollte – Du hast ihn besiegelt
mit Deinem Sein, konntest den neuen fassen
und hast zuletzt im Tode noch
Dich ganz dem Sein im Wandel überlassen.

15. 10. 1999

Mein Sehnen brennt mich wie ein Feuer,
es dehnt sich und entfacht die Glut,
ich möchte aufstehn – und so ungeheuer
es scheinen mag, so weiß ich doch,
mein Schicksal ist mir gut.

Ich sehne mich danach, zu gehn
und mit den Füßen Wald zu tasten
und Feld und Weg, um dann zu stehn,
zu schaun, zu atmen, einzukehren
in stillem, schlichtem Rasten.

Da hebt sich dunkel aus der Tiefe
des Innern jene Stimme, die
mich geleitet, so als riefe
zum ungezählten Male sie
sanft dieses eine Wort: Geduld.

26. 10. 1999

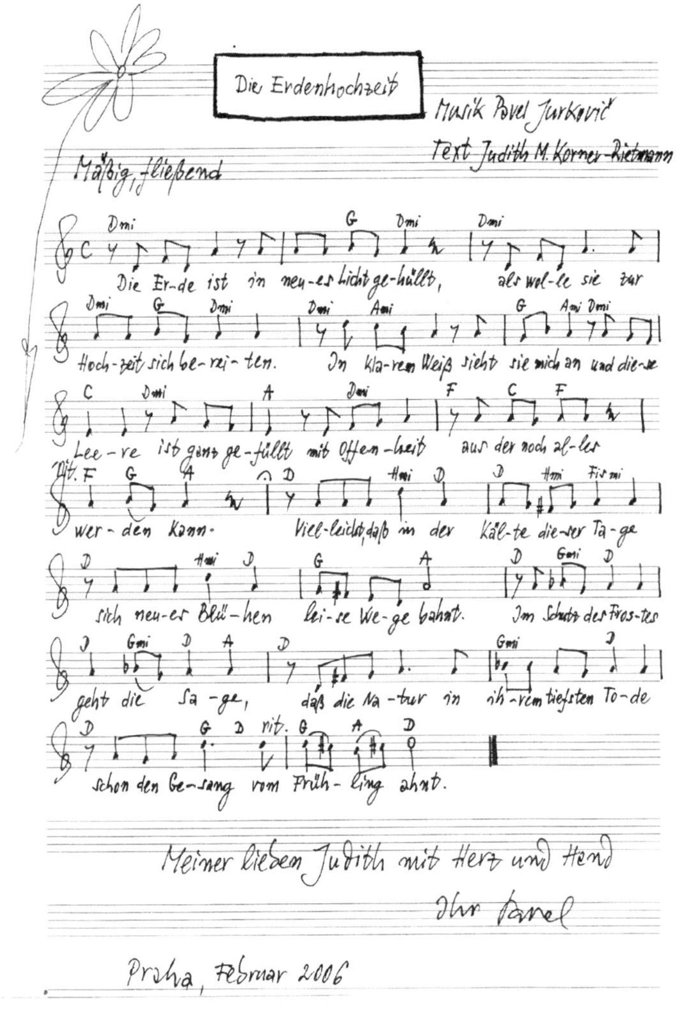

Vertonung von Pavel Jurkovič, Prag

Die Erde ist in neues Licht gehüllt,
als wolle sie zur Hochzeit sich bereiten.
In klarem Weiß sieht sie mich an,
und diese Leere ist ganz angefüllt
mit Offenheit, aus der noch alles werden kann.

Vielleicht, daß in der Kälte dieser Tage
sich neues Blühen leise Wege bahnt.
Im Schutz des Frostes, geht die Sage,
daß die Natur in ihrem tiefsten Tode
schon den Gesang vom Frühling ahnt.

23. 12. 1999

Ich bin am Rand

Gedichte des Jahres 2000

Bitter ist mir jeder Trank
und jede Speise Staub.

Unsäglich qualvoll flechten
sich Schmerz und Schwäche

zu meinem Lebensband
und mich umgibt die Nacht.

Ich irre ohne Licht
im Abgrund meiner Seele.

Herr, offenbare mir das Wort,
das diesem schwarzen Felsenland

den Funken Hoffnung gibt
und hartem, dunklem Stein

die Blüte abringt,
die wir Leben nennen.

17. 1. 2000

Wilde Verzweiflung und brennender Schmerz
toben und werden zum lodernden Feuer,
flammender Sturmwind braust durch mein Herz,
und es ergießt sich kochendes Erz,
wälzt sich hinab und brüllt ungeheuer.

Nichts kann es halten,
nichts übertönt
diese gewaltige Wut des Orkans,
wild kann er walten
und er verhöhnt
jeden, der ihn bezichtigt des Wahns.

Endlich, so plötzlich, wie es begann,
ist es vorüber, und es wird still
mitten im Aufruhr, so, als verrann
wortlos die Glut, und der Sturmwind besann
sich darauf, daß ja mein Leid niemand will.

Und er schläft ein, bis er aufs neue
aufbraust und wirbelt den wilden Tanz.
Tief im Kern liegt ihm verschlossen die scheue,
schüchterne Ahnung, daß er verstreue
Fruchtbarkeitsasche, daraus eine neue
Ganzheit erstrahlt mit loderndem Glanz.

20. 1. 2000

Schicksal, ich hasse Dich!
Du beutelst mich und schleifst mich
und schreist mich an.
    Ich kann nicht mehr!!!

Ich bin Dir lang gefolgt
und habe lang
schweigend gesucht nach Deinem Sinn.
Doch jetzt faßt mich der Sturm,
und Zorn braust auf
    W o h i n ?

Ich bin es leid, der Welt und mir
so mühselige Tage zu bereiten.
Wo ist Gerechtigkeit?
Wo ist der Sinn?
Wo bleibt der Rat
in solchen bittern Zeiten?

Da fließen Tränen –
mächtig bricht das Meer
der Trauer in mein Herz.
Ich weiß, es ist gewachsen
in Deiner harten Hand
und doch faßt es die Wogen
der Schmerzen nicht,
die meine Krankheit wirft –
    Wie lange noch?

Ich bin am Rand
der Weiten längst schon,
die ich fasse, und Du treibst
    weiter, weiter, weiter!
    Wohin??

Ich gebe zu, ich muß von neuem
in Deine Hand ja fallen,
und auch im größten Kampf
mit Dir und mit der Welt
bleibt in dem Haß aus Schmerz
ein sanfter Funke hell,
der niemals sich verdunkeln kann,
was auch geschieht –
    er glaubt, ja mehr,
    er ahnt, fast weiß er
    um den Sinn.

14. 2. 2000

Es weint die Mutter, es weint das Kind,
es weinen alle, die in mir sind
und wo einst Hoffnung war,
wächst jetzt nur Leid

und Schmerz ob meinem schweren Los.
Als Schatten steht das Schicksal groß
und düster wie ein Berg vor mir
auf jenem Weg, den ich zu sehen glaubte

in Wunsch und Traum. Sein Schatten
verdeckt mir lange schon mit glatten
und harten Fingern was man ‚Zukunft' nennt.
Ich rang und kämpfte aufgebäumt,

jetzt sinke ich als Mensch zu Boden
wie Bäume sinken unterm Roden
des Sturmes, meine Kraft ist nichts
vor diesem tiefen Dunkel.

Es fließen meine Tränen, fließen Bäche.
Du sollst es wissen, Schicksal, daß ich
spreche
vom Leid, das Du mir gabst.
Ich meine Dich – hör zu!

1. 3. 2000

Du stehst an jedem Weg und wartest,
wartest auf uns Menschen,
auf unsern Blick
und darauf, daß er ruhig
Dich einläßt, Dich mit Deinem Sinn.

Doch vor Dir steht Dein Schatten.
Angst ist es, die Dein Bild zersetzt
zu Splittern ohne Ordnung
und alle Klage spiegelt nur
ein Zerrbild, großer Unbekannter.

Wie, wenn Du schön wärest und sanft,
wenn ich die Kraft aufbrächte, Dir zu reifen
wie eine Frucht der Hand, welche sie erntet...
Noch bin ich unreif, voller Angst
und meine Tränen ohne Süße.

Doch Du begleitest sorgsam still das Wachsen,
wie eine Nacht nach jedem Tag die Früchte
verändert findet – und jede Frucht die Nacht.
Jetzt bist Du wieder da, ich fühle Deinen Atem
und wieder fließen meine Tränen.

Sie fügen ihre Tropfen
zu jenen, die zur Süße,
zu Kristallen
sehr langsam erst sich formen,
sich der Ahnung anvertrauend
von Werden.

2./3. 3. 2000

Der Frühling brandet mit Wellen von Licht
und Vogelsang an meine Fenster,
ganz weiche Tropfen benetzen die Erde.
Nichts kann es ihr nehmen, ihr leises: Werde,
ihr stilles Beginnen – noch steht ja ihr schönster
und zartester Reichtum, die Blüte, bevor.

Sorgsam und wachsend im Tönen zerbricht
alles sie, was noch von Kälte begrenzt war,
was schweigend noch lag, hebt jetzt an zu
singen.

Farben und Formen, fast schon im Ringen,
finden sich Stimme – so als erglänzte
plötzlich ein Strahlen, jubelt der Chor.

8. 3. 2000

Als laste die Schwere unzähliger Jahre
auf meinen gebeugten Schultern,
so müd bin ich, so voller Tränen und Schwäche,
so matt von verflossenen Schritten.

Ich flehe schon lange das heilsame, klare,
das einzige Wort, jenes eine vom Stern
meines Schicksals zu hören, welches die Fläche
im Kreise der Heilung mir öffnet.

Vielleicht spricht er lange schon leise die wahre
Reihe von Lauten ganz fern,
bis, zu ihm hingereift, ich seine Bäche
von Klang ganz erfasse... und werde heil.

16. 3. 2000

Es gibt mir keiner
Wichtigkeit und Halt und Sinn,
ich hielte denn mich selbst
in jenen endlos großen Raum.

Es ist so schwer,
das Kleinsein zu ertragen,
das ohne Schutz,
ohne sich aufzubauschen
fast schwindet
vor der Grenzenlosigkeit.

Ach, könnte ich
in jenem Funken, der ich bin,
mich tief verwurzeln,
um ganz mich zu leben

und nicht ein Mehr,
ein Wen'ger mir zu scheinen,
als ich bin.

31. 3. 2000

O schweres Zerbrechen –
mein Leben ging auf
in Flammen und Tränen,
der wachsende Schmerz
überholte den Horizont,
Schritte zerschellten
und was ich war
wurde fern – und zerfiel.

Immer bemüht,
noch im Fallen zu halten
ging ich zu Boden.
Weh klagt, und doch
wächst eine Ruhe –
tiefer ist nichts,
kein Fallen ist mehr,
nur ich ganz bei mir.
....
Das mag der Punkt sein,
der Wandel birgt...?

5. 5. 2000

Das werdende Eine

Gedichte aus verschiedenen Jahren

Müde, so ohne klare
Grenze und doch von
einer Form erfüllt nach
einer unruhig matten Nacht.

Ich füge mich,
kein Kampf ist mehr, kein Sturm.
Ich füge mich in jene Hand,
die lange schon mein Schicksal
formend und bildend und hart
bestimmend an mich legt.

Langsam verwachsen wir,
und dieses werdende Eine
ist, als fand der Baum des Ich
sich in die Wurzeln, die
er lang vergaß,
und in den Ort, der ihm
in seiner Form und Eigenart
schon Heimat war, bevor er wuchs.

13. 2. 2000

Die Dinge sind wie eine Schale,
die ganz gefüllt von Deinem Wein
dasteht und leuchtet
und Du reichst zum Mahle
des Lebens sie uns zu,
Du gießt Dich aus in allem Sein.

Doch ich – so oft ich fühle,
wie grenzenlos Du bist in jenem Trank,
muß unvollendet bleiben,
denn die Stühle
an Deiner Tafel sind zu groß,
zu unerfaßlich ist Dein Schoß,

zu undurchdringlich das Gewand
und zu gewaltig schweigsam ist der Dank,
mit dem wir uns – in Deiner Hand –
in Deine Bücher schreiben.

30. 10. 1999

Schweigen

heißt der Stille lauschen,
ihre leisen Töne sammeln
und zum Lied sie fügen.
Und unmerklich nähert Außen
sich dem Innen,
schmelzen sie zu einem.

Dieses Eine ist's, aus dem
das Klingen tiefer Stille dringt.
Eins im Ganzen, ganz im Einen
bist Du's, der da singt
und spricht
    im
    Schweigen

9. 11. 1997

Judith Magdalena Kornev-Rietmann
Lebensdaten und Krankheitsverlauf

1978 (21. Juli): Geburt in Freiburg.
1981 - Geburt der Schwester Anne; sie werden mit den Jahren einander die wichtigsten Spiel-, Streit- und Gesprächspartner; Judith ist ein Kind, das das Leben leidenschaftlich liebt. Sie teilt ihre Lebensfreude mit Menschen, Tieren und Pflanzen. „Die Welt ist schön!" sagte sie als Vierjährige aus tiefstem Herzen bei der versonnenen Betrachtung eines Sonnenunterganges. Ja, sie liebt das Leben, das Lernen, das Staunen. Sie wird 1985 in die Freie Waldorfschule Freiburg-Sankt Georgen eingeschult. Hier nimmt sie die Gedichte, das rhythmische Gestalten tief in sich auf; sie findet Freude am Lernen, entdeckt ihre Begabungen in den sprachlichen Fächern Deutsch, Russisch, Englisch und in Musik; sie singt und malt gerne, erhält Cellounterricht, wird Sängerin im „Russischen Chor der Universität Freiburg", findet Gefallen am Theaterspiel; Bekanntschaft mit vielen russischen Gästen der Familie; Judith ist eine unermüdliche Zuhörerin bei Begegnungen und Gesprächen jeder Art.

1995 (Schülerin der 10./11. Klasse)
Anfangs herrscht Aufbruchsstimmung – Wunsch nach Einmischung in die Welt, Wahrnehmung sozialer Aufgaben, Berufsorientierung. Doch in den folgenden Jahren ab Herbst 1995 wird Judith durch ihre Krankheit zu vielfältigem Loslassen, Abschiednehmen und Rückzug aus der äußeren Welt gezwungen; schulisch: Auseinandersetzung mit geschichtlichen Konfliktfeldern: Hexenverfolgung, Nazizeit; die Geschichte und Liedkultur des Ostjudentums wird Thema der Jahresarbeit in der 12. Klasse; sie absolviert ein Landbaupraktikum auf einem Bauernhof;
gesundheitlich: erste, in ihrer Bedeutung noch nicht erkannte Symptome der beginnenden Krankheit, deren Ausbruch vermutlich durch eine Zeckenimpfung ausgelöst wurde: Taub-

heit in Finger- und Zehenspitzen, vorübergehend verschwommenes Sehen, Fatiguesyndrom (unerklärlicher plötzlicher Energieabfall); gegen Ende des Jahres Untersuchung in der neurologischen Universitätsklinik mit der Diagnose Multiple Sklerose; es stellt sich nach und nach heraus, dass Judith eine außergewöhnlich schwere, „schicksalhafte" Verlaufsform (wie ein Spezialarzt der Charité es ausdrückte) aufgebürdet ist und mit stetigem Fortschreiten der Krankheit gerechnet werden muss.

1996 (11./12. Klasse)
Im Frühjahr entstehen die ersten Gedichte. Während eines Sozialpraktikums in St. Petersburg beginnt eine langjährige Freundschaft mit Michail (Mischa) Kornev;
schulisch: Abschluss und öffentliche Vorstellung der Jahresarbeit (November) sowie schulöffentliche Aufführung einiger jiddischer Lieder;
gesundheitlich: Verschlimmerung der Symptome: Erschöpfungszustände in kürzer werdenden Abständen, Sehstörungen, Blasenschwäche; ein Jahr lang Behandlungen mit hochdosiertem Cortison, die jeweils nur kurzfristige Erleichterung verschaffen, bevor der Krankheitsprozess fortschreitet; Beschäftigung mit MS-Literatur – Hoffen auf Spontanremissionen, auf Stillstand oder Heilung; da die Behandlungen keine nachhaltige Besserung bewirken, beginnt die Suche nach und das Ausprobieren von anderen Therapieformen.

1997 (12./13. Klasse)
Tägliche Spaziergänge in frischer Luft und schöner Natur sind Judith sehr wichtig geworden und gewähren in den Folgejahren bis heute Entspannung und seelischen Ausgleich; nach und nach Einschränkung der vertrauten sozialen Kontakte zu Gleichaltrigen; Vertiefung der Beziehung zu Mischa, seine Freundschaft und sein Verständnis geben ihr Halt und Zuversicht. Judith führt mehr und mehr ein Leben in Abgeschiedenheit, ganz auf Selbstheilungskräfte und -übungen konzentriert;

schulisch: Umstellung des Lernens von Schulbesuch auf Hausunterricht zur Vorbereitung auf die Prüfungen zum Realschulabschluss, die sie mit Bravour besteht; Entscheidung für die Teilnahme an den Abitursprüfungen – mit einer Genehmigung des Oberschulamtes zur Fortsetzung des Hausunterrichtes und zur Aufteilung der Prüfungen auf zwei Jahre;
gesundheitlich: zunehmende Einschränkung der Seh- und Gehfähigkeit; Behandlungen bei Heilpraktikern – Kuraufenthalt – Essensumstellung – chinesische Tees und Kräuter – Magnetfeldbehandlung – Ölbäder – Entstrahlungen – Familienstellen – Märchentherapie – Entgiftungskur – Meditation.
Im Herbst entscheidet Judith sich bewusst gegen eine Weiterbehandlung mit Cortison (was auch kommen mag!), ebenso auch gegen die Behandlung mit Interferon und wählt einen eigenen medizinischen Weg; am Jahresende ist ihre Mobilität sehr eingeschränkt (50-100 Schritte mit Unterstützung).
Judith lässt sich mit großer Selbstdisziplin auf ihre neuen therapeutischen Wege ein, sie setzt sich intensiv mit Leib und Seele auseinander.

1998 (13. Klasse, Abiturklasse)
Mischa kommt mehrmals zu Besuch. Beide fühlen sich wechselseitig vom anderen verstanden und beieinander aufgehoben;
schulisch: intensive Vorbereitung auf das Abitur mit äußerster Selbstdisziplin im Hausunterricht; mit großer Willenskraft legt Judith die schriftlichen Prüfungen in Mathematik sowie in den Leistungsfächern Deutsch und Russisch ab und erzielt sehr gute Ergebnisse; nach weiterer Schwächung des Körpers im Laufe des Jahres hat sie keine Kraft mehr, im folgenden Jahr zum zweiten Teil des Abiturs anzutreten; damit ist ihre Schulkarriere beendet;
gesundheitlich: tibetische Heilbehandlung mit Pillenkuren – Craniosakraltherapie – Leberreinigungen – Bachblüten – Annahme des Rollstuhls – mehrmals täglich lange Meditationssitzungen; Anerkennung als Schwerbehinderte (80%); Beginn der Psychotherapie (tiefenpsychologisch nach C. G.

Jung) zur Aufarbeitung ihrer Lebenssituation (bis zum Verlust der Sprache Ende 2002); die Psychotherapie wird Judith als seelische Stütze sehr wichtig. Im Herbst Zusammenbruch der Körperfunktionen mit kurzer Bewusstlosigkeit.
Mit jedem Beginn einer Heilmaßnahme sind jedesmal neue Hoffnungen verbunden; oftmals folgte nach einiger Zeit die Einsicht in ihre Erfolglosigkeit; doch Judith lässt sich von dieser seelischen Achterbahnfahrt nicht entmutigen, fasst immer wieder neue Hoffnung auf Besserung.

1999
Es häufen sich Phasen tiefer Verzweiflung, Auflehnung und Trauer; die Wohnsituation im zweistöckigen Einfamilienhaus wird für Judith zunehmend unerträglich; sie dringt auf einen Umzug in eine behindertengerechte Wohnung; weiterhin schätzt sie die täglichen Spaziergänge mit dem Rollstuhl. Judith liest viel, besonders Lyrik: Rainer Maria Rilke, Selma Meerbaum-Eisinger u.a.; auch heute noch liebt sie das Vorlesen in der Familie und von den PflegehelferInnen, besonders russischer, deutscher und spiritueller Literatur sowie aktueller Bestseller, auch als Hörbücher;
gesundheitlich: Massagebehandlung mit kostbaren ätherischen Ölen nach alten Familienrezepten bei einem Aromatherapeuten; Beginn mit Eutonie nach Scharing in Kursen, Einzeltherapie und täglichem stundenlangen Üben, manchmal bis zu sechs Stunden am Tag; ab Frühjahr endgültiges Angewiesensein auf den Rollstuhl; Therapie nach besonderen naturheilkundlichen Verfahren bei einem alten, in der Behandlung von MS-Patienten erfahrenen Arzt; daraufhin vorübergehende Phasen von kurzer Besserung – Erwachen neuer Hoffnung.

2000
Judith schreibt ihr letztes Gedicht; die Schwester Anne zieht aus dem Elternhaus aus, um ein eigenes Leben zu beginnen; diesen Auszug bedauert Judith, verlor sie doch dadurch eine wichtige Gesprächspartnerin; mit tatkräftiger Hilfe der Ver-

wandtschaft kann eine Eigentumswohnung, die wir behindertengerecht mitplanen, erworben werden; Mischa wohnt ab Sommer vorläufig bei uns;
gesundheitlich: die Lähmung erfasst mehr und mehr die Hände; das Sehen hat sich weiter verschlechtert; Judith kann die Körperpflege nur noch mit elterlicher oder Mischas Hilfe bewältigen.

2001
Seit Sommer kommen an einzelnen Tagen stundenweise Pflegehelferinnen; Judith und Mischa verloben sich. Im Herbst zieht er zum Architekturstudium nach Berlin um; danach ist er nur noch in den Semesterferien anwesend;
gesundheitlich: zusätzliche Probleme mit der Ernährung. Die Nahrungsgabe muss Judith anderen überlassen; Verletzungen im Mund häufen sich wegen spastischer Lähmung der Kau- und Schluckmuskulatur. Ein Therapieversuch mit Stammzellen bleibt ohne Wirkung; Aufgabe aller bisherigen Therapien; Einstufung als Schwerbehinderte zu 100%; lange Phasen der Verzweiflung, Trauer und des inneren Rückzugs.

2002
gesundheitlich: rasch fortschreitende Sprachlähmung; mehrere Klinikaufenthalte – Umstellung auf Ernährung mit Magensonde, Anlage eines Blasenkatheters durch die Bauchdekke; Judith erhält Pflegestufe 3-Härtefall.
Der Umzug im Mai in die neue behindertenfreundliche Wohnung und in eine schöne Umgebung bringt für uns alle große Erleichterung. Judith und Mischa heiraten Anfang August allen Widrigkeiten zum Trotz. Mischa geht zum Studium zurück nach Berlin, wir finden ab September 2002 Unterstützung bei der Pflege durch HelferInnen des AKBN (Arbeitskreis Behinderte-Nichtbehinderte):
Junge Menschen versorgen Judith in zwei Schichten à 7 Stunden und bringen Abwechslung, Lachen und Leben in die Wohnung. Die Wundversorgung übernimmt eine Sozialstation.

2003 - 2008
gesundheitlich: wiederkehrende Zustände lang anhaltender großer Schwäche. Ein neuer Hausarzt übernimmt die medizinische Begleitung; Krankengymnastik und Sprachtherapie unterbrechen die alltägliche Mühsal. Im Laufe des Jahres 2003 verliert Judith die letzten Reste ihrer Sprechfähigkeit und verstummt. Verständigung ist nur noch über Signale mit den Augen möglich, da in der Folgezeit auch Rückenmuskulatur und Kopfbewegungen sich willkürlicher Steuerung entziehen. Judith begrüßt den Vorschlag zur Krankensalbung. In den folgenden Jahren werden die Phasen wacher Aufmerksamkeit kürzer; mehrmalige Notfallversorgung im Krankenhaus; Verlust aller willensgesteuerten Körperfunktionen; Abschied von allem persönlichen Wünschen und Wollen. Wegen starker Speichelbildung und der Unfähigkeit zu schlucken besteht die permanente Gefahr der Aspiration. Das macht seit 2006 die ständige Anwesenheit einer Pflegeperson notwendig, auch nachts.

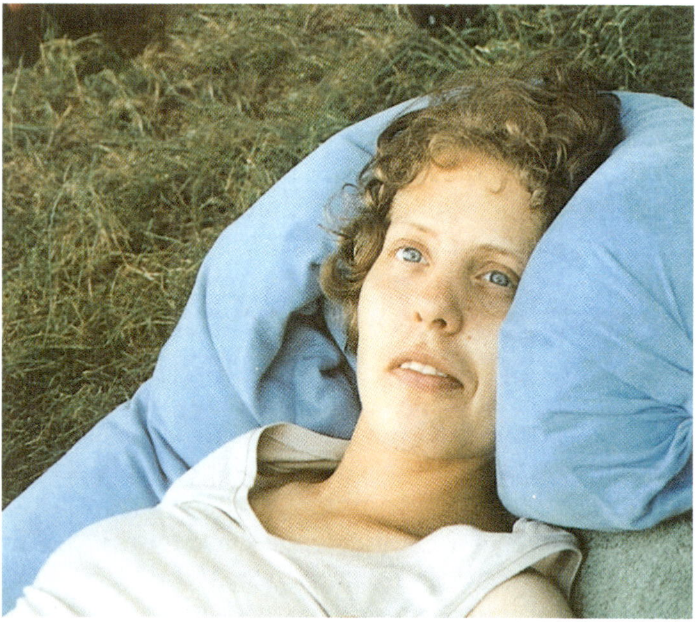

26. Geburtstag 2004

Wenn auch im Laufe der Jahre viele wichtige Körperfunktionen nach und nach ausgefallen sind, hat Judith bis heute doch ihre Würde bewahren können dank der Achtung, mit der die Menschen ihrer Umwelt, insbesondere Pflegepersonen und therapeutische Begleiter, ihr begegnet sind und weiterhin begegnen.
Nach längeren Phasen der Verzweiflung, Trauer und Einsamkeit überrascht uns im Herbst 2003 Judiths Signal, dass sie ihren abgeschiedenen Lebensstil aufgeben will. Sie bekundet ihr Interesse, sich nach außen zu öffnen. Seitdem nehmen wir sie, wann immer sie es wünscht, zu Veranstaltungen mit: Konzerte, Theater, Vorträge, Gottesdienste, Besuche bei Freunden, Ausflüge mit der Bahn. Neue Lebenslust keimt auf.
Im gleichen Jahr stimmt Judith der Lesung ihrer Gedichte bei öffentlichen Veranstaltungen zu (besonders 2003 im Freiburger Münster, 2006 in Bad Krozingen, 2007 in Freiburg-Weingarten). Dabei erfuhr sie großen Respekt, viel Zuspruch und Anerkennung. Dies miterleben zu dürfen, hat sie tief gefreut; ebenso auch die Veröffentlichung einzelner Gedichte in Publikationen des „Verlages am Eschbach".
Im Herbst 2005 wird die Ehe mit Mischa in beiderseitigem Einvernehmen geschieden. Allmählich beginnt ein langwieriger und schwieriger Prozess des Umdenkens bei Judith und uns Familienangehörigen. Wir müssen uns von der Hoffnung auf körperliche Heilung im Sinne von Wiedergewinnung verlorener Fähigkeiten lösen und uns bemühen, die Hoffnung um Sinnhorizonte zu erweitern, die auch früher schon immer mit im Blick gewesen waren, aber jetzt eine besondere Aktualität gewinnen: Es gilt, das gegebene, durch Krankheit geprägte Sein als vollwertige Lebensform mit eigener Dynamik und eigenem Sinn zu akzeptieren, sich zu begnügen mit den gerade möglichen Erleichterungen für das aktuelle Krankheitsstadium, mit der Bewältigung des jeweiligen Augenblicks und den Forderungen, Nöten, Überraschungen und Freuden des Tages. Mehr als zuvor eröffnen uns spirituelle Perspektiven einen anderen Blick für das Krankheitsgeschehen mit all seinen täglichen Belastungen.

So wurden die letzten Jahre ein Weg tiefer Sterbe- und Auferstehungsprozesse. Judith und mit ihr wir Eltern und ihre Schwester Anne durchlebten dabei im Zeitraffertempo alle uns nur denkbaren Stufen der Sehnsucht und Gefühle zwischen Hoffen und Verzweifeln, Angst und Wut, Trost und Befriedung, zwischen tragender Liebe und schmerzvoller Trennung, Todesahnen und Neuanfängen, Gottesferne und Gottesgeborgenheit, Einsamkeit und vertrauensvollem Sich-Überlassen.

Zu Judiths Selbstverständnis

Der lange, beschwerliche Weg, der Judith nach ihrem letzten Gedicht noch bevorstand, deutet sich als Vorahnung in drei Briefen an, die sie 1999 und 2001 verfasst hat. Die folgenden Auszüge aus diesen Briefen werfen ein Licht auf ihr Selbstverständnis im Umgang mit den Herausforderungen ihrer Krankheit.

---

1. Brief **„Was will ich?"**

Auszug aus einem Brief vom 8. Mai 1999 an ihre Ärztin (von Judith noch eigenhändig geschrieben)

(....)
Seit ich nach der Diagnose meiner MS begonnen habe, mich in zunehmendem Maße mit der Krankheit auseinanderzusetzen, ist der Weg damit immer mehr zu meinem geworden. Das so schnelle, harte Fortschreiten meiner Behinderung hat mich geformt und mir innere Welten eröffnet, die einen ganz eigenen Wert für mich haben als ein Geschenk meines Schicksals. Immer wieder bin ich Menschen begegnet, die aus ihrer MS herausgefunden haben. Alle haben einen langen, harten Weg hinter sich – und schließlich habe ich für mich erkannt, daß es nicht „den" Weg des Umgangs mit einer schweren Krankheit gibt, sondern daß es eine Herausforderung sein kann zur Suche – zur Suche nach dem Eigenen, nach sich selbst. Und ich habe mich auf diese Reise gemacht, ohne den Ausgang zu kennen. All die Irrwege, Sackgassen, Suchwege haben sich zu einem dichten, großen Netz von Erfahrungen verwoben, in dem nichts überflüssig ist.
Führer auf diesem Weg ist ein Teil meines Inneren, der nach Heilung strebt. Es klingt paradox, und doch habe ich die Hoffnung darauf nicht aufgegeben. Immer wieder erfüllt mich große Trauer, Angst, aber immer siegt die Bereitschaft, mich weiter leiten zu lassen.

Sie haben mich bei all dem begleitet, ein Standbein ermöglicht, das erlaubte, neue Wege zu suchen und sind ungewöhnlich weit mitgegangen. Dafür bin ich Ihnen sehr dankbar.
(.....)
Ich habe versucht, zu beschreiben, was in mir vorgegangen ist – ohne den Anspruch, diese innere Welt müsse jedem zugänglich sein. Noch bleibt eine Frage offen... Was will ich?
Langsam hat es an Klarheit gewonnen. Ich suche Ihre Unterstützung wie ein Mensch, der die Welt auf seinen eigenen Wegen erkundet und doch die Rückendeckung seiner Eltern im Hintergrund weiß als etwas, das ihm Boden verschafft.
(.....)

---

2. Brief „Der Weg zu einer inneren Freiheit"

Auszug aus einem Brief vom 17. Januar 2001 an einen afrikanischen Theologen, einen damaligen Freund der Familie (nach Judiths Diktat)

Mein lieber Bruder Dosithée,

lange habe ich geschwiegen. Ich hoffe, Du kannst es verstehen, wenn ich Dir meinen Zustand und den Verlauf der übervollen Dezembertage beschreibe. Immer wieder von großer Schwäche gehemmt, blieb mir oft kaum mehr Kraft als für das Alltägliche – waschen, anziehen, Körperübungen und ein wenig spazierenfahren mit einem Menschen aus meiner nahen Umgebung. Um selbst zu schreiben, ist meine Hand zu unsicher, und meine Eltern, die mir ihre Hand leihen, sind und waren in vielen Verbindungen zur Umwelt und in der schlichten Bewältigung des einfachen Lebens eingebunden.

Deine Briefe, die so nah und offen klingen, haben mich sehr tief gefreut. Ich danke Dir für Deine Bruderschaft und werde gerne zu Deiner jüngeren Schwester. Diesen Brief habe ich mit einem „Du" begonnen und hoffe, es ist in Deinem Sinne.

Viele Menschen schenken mir immer wieder Platz in ihrem Gebet, und ich fühle mich in ihrem Gedenken geborgen, nun auch in dem Deinen! Ich danke Dir!

Mein Zustand begann sich von dem, was man normal nennt, vor fast sechs Jahren zu lösen. Immer mehr Fähigkeiten und mit ihnen manche Wünsche eines jungen Menschen wurden in die Ferne entrückt. Nach und nach verlor ich die Fähigkeit zu sehen und zuletzt auch zu schreiben, und meine Kraft gleicht einem unwägbaren Wogen zwischen kurzer klarer Präsenz und tiefer Schwäche. Bei alledem trägt mich doch eine tiefe innere Hoffnung, und eine tiefe Liebe zu dem, was ist, begleitet mich.
In der Schwere und auch in der immer wieder auftauchenden Verzweiflung ist mir doch ein Weg gegeben, auf dem ich nicht den Tod sich nähern sehe, sondern ein neu sich entfaltendes Leben.

Die schulmedizinische Sicht auf meine Krankheit sagt einen langsamen Verfall und schließlich den Tod voraus. Von Anfang an habe ich dieser Prognose keinen Glauben geschenkt und mich auf die Suche nach Ärzten und heilkundigen Menschen gemacht, die mich begleiten können und den Weg dort hin kennen. Viele suchende Schritte verschwanden hinter dem Horizont, bis ich vor zwei Jahren einen 80-jährigen Arzt fand, der mich seither ruhig in meiner Hoffnung bestärkt und auch schon viele Heilungen bewirkt hat. Er bedient sich homöopathischer und anderer alternativer Medikamente und Verfahren. Auch die Körperübungen (Eutonie) einer 80-jährigen Frau helfen mir sehr.

Die Bewegung meines Schicksals widerspricht der Richtung, die einem jungen Leben offensteht. Die Möglichkeit, „nach außen" zu gehen, wurde immer geringer, und der einzige Weg, der mir blieb, ist der Weg zu einer inneren Freiheit, ohne von außen Anstoß zu haben. Mit wachsender Behinderung lernte und lerne ich immer mehr, wie reich ein solcher Zustand sein kann, weil er zur inneren Einkehr aufruft.

Auch die Welt um mich herum veränderte sich innerhalb der vergangenen drei Jahre. Jener Großvater, der zum Weihnachtsfest, zu dem auch Du bei uns warst, da war, starb im November 1998, nachdem er noch im Mai seinen 100. Geburtstag mit seiner Familie gefeiert hatte. Für mich bedeutete dieser erste Abschied von einem sehr nahen Verwandten die Bewußtwerdung des Schwindens alter und so verläßlich erscheinender Generationenringe. Mein zweiter Großvater, der Vater meiner Mutter, starb im Juni vergangenen Jahres.

Meine Schwester Anne, die bis dahin ohne jede Frage im Alltag unserer Familie gestanden hatte, zog im Juli aus und begann ein selbständiges Leben. So hat sich vieles bis in die Fundamente hinein geändert und ständig ändert sich auch weiterhin mein und unser Leben. (.....)

So sei am Ende dieses Briefes ganz herzlich gegrüßt und mit guten Wünschen bedacht

Deine Schwester Judith

---

3. Brief „Ankunft in mir"

Brief vom 12.7.2001 an ihren 83-jährigen Arzt (nach Judiths Diktat)

Lieber ärztlicher Vater,

darf ich „Du" sagen? Ich tu es einfach und hoffe, daß es in Deinem Sinne ist.
Für Deinen Versuch, mich „rauszuholen" oder „aufzubauen", danke ich Dir. Doch ist es gerade dieser Versuch, der in mir den Wunsch wachruft, Dir zu beschreiben, was sich mit mir vollzieht und was keine Forderung nach „Welt" erträgt.

Meine Krankheit hat mich bis an den Beginn meines Lebens geführt, was meine Kraft und meinen Zustand betrifft. Auf diesem

Weg klärte sich mehr und mehr, welcher Schmerz der Ursprung meines Rückzuges aus dem Körper (d.h. der Ursprung meiner Krankheit) war.

Noch vor meiner Geburt wurde ich im Mutterleib bei einer Fruchtwasseruntersuchung verletzt, was die Rhesusunverträglichkeit zum Tragen brachte. Kurz darauf wurde ich vorzeitig geboren und mit zweimaligem Blutaustausch und ständigen Kontrollen ins Leben manövriert. Hier mag der Rückzug aus meinen Gliedmaßen begonnen haben, der in feinen Anzeichen schon in meiner Kindheit erkennbar war und sich mit der Pubertät sehr eindeutig als Krankheit bemerkbar machte.

Mein Körper war für mich von klein auf scheinbarer Auslöser von Schmerzen und deswegen in der Tiefe „nicht der Liebe wert". Ich kämpfte gegen mich selbst. 1995 wurde die MS diagnostiziert. Mein Kampf gegen meinen Körper und mein „Schicksal" verstärkte sich.
Große Widerstände, gespeist aus dem Leidensbegriff, der einer „normalen" Vorstellung von Gesundheit entspringt, hielten mich gefangen und riefen immer wieder aufs neue tiefe Schmerzen wach. Jetzt langsam – aller äußeren Tätigkeiten beraubt, finde ich mich und finde das Vertrauen in mein Sein, ohne es „wollen" zu müssen, was mich bis hier trug. Allmählich wächst die Entspannung in mir, die mir die Angst und die Illusion nimmt, ich müsse mein Leben „machen" und dürfe mich ihm nicht einfach im Vertrauen überlassen. Wohin ich mich, getrieben von der Krankheit, seit vielen Jahren bewege, ist: zu der Ankunft in mir.

Wenn ich auf Deinen Vorschlag einginge, ein Cortisonpräparat zu nehmen, wäre das für mich die Rückkehr an den Anfang meiner Krankheitsgeschichte. Gerade jetzt, wo ich beginne, mein Getragensein zu erkennen, wäre ein solches „Machen-Wollen" wie ein Rückfall in das alte Kämpfen, denn eine Behandlung mit Cortison sucht ja im Immunsystem den Schuldigen für einen Prozeß, der in meiner Tiefe verankert ist.

So hoffe ich, Du kannst verstehen, wenn ich Cortison für mich ablehne und bei dem bleibe, was ich als „Meines" fühle, in der Bereitschaft, durch unendliche Tiefen zur Helligkeit und einem Leben ohne Angst und Kampf gegen mich selbst meinen Weg weiterzugehen.

Deine Behandlung ist und bleibt für mich sehr wichtig und gibt Stütze, ohne mich meines Suchens und meiner wachsenden Klarheit zu entheben.
All die Erscheinungsformen, die meine Krankheit als „furchtbar" erscheinen lassen und Ausrufe wie „Oh wie schrecklich" oder „die Arme!" wachrufen, sind für mich immer mehr zum Führer geworden und fördern weder Angst noch Lebensmüdigkeit in mir. Ich bin bereit zu gehen, ohne mir wie früher andere Schritte, außer dem momentanen, vorstellen zu wollen. All das heißt nicht, daß ich die Hoffnung aufgebe, denn in meiner Tiefe liegt fast ein Wissen, daß es einen Weg „nach oben" geben wird, so wie es jenen in die Dunkelheit gab. Doch um Ruhe zu finden, die ein Aufrichten möglich macht, muß ich zunächst am Boden ankommen, damit ich Kraft für den Aufstieg entwickeln kann.

Ich bitte Dich, diesen Weg weiter stützend zu begleiten und danke Dir für den Halt bei den bisherigen Schritten.

Sei sehr herzlich gegrüßt von Deiner
Judith

Bild rechte Seite:
Abstieg zum tiefsten Grund, nach einem Traum gemalt am 3. Januar 1999

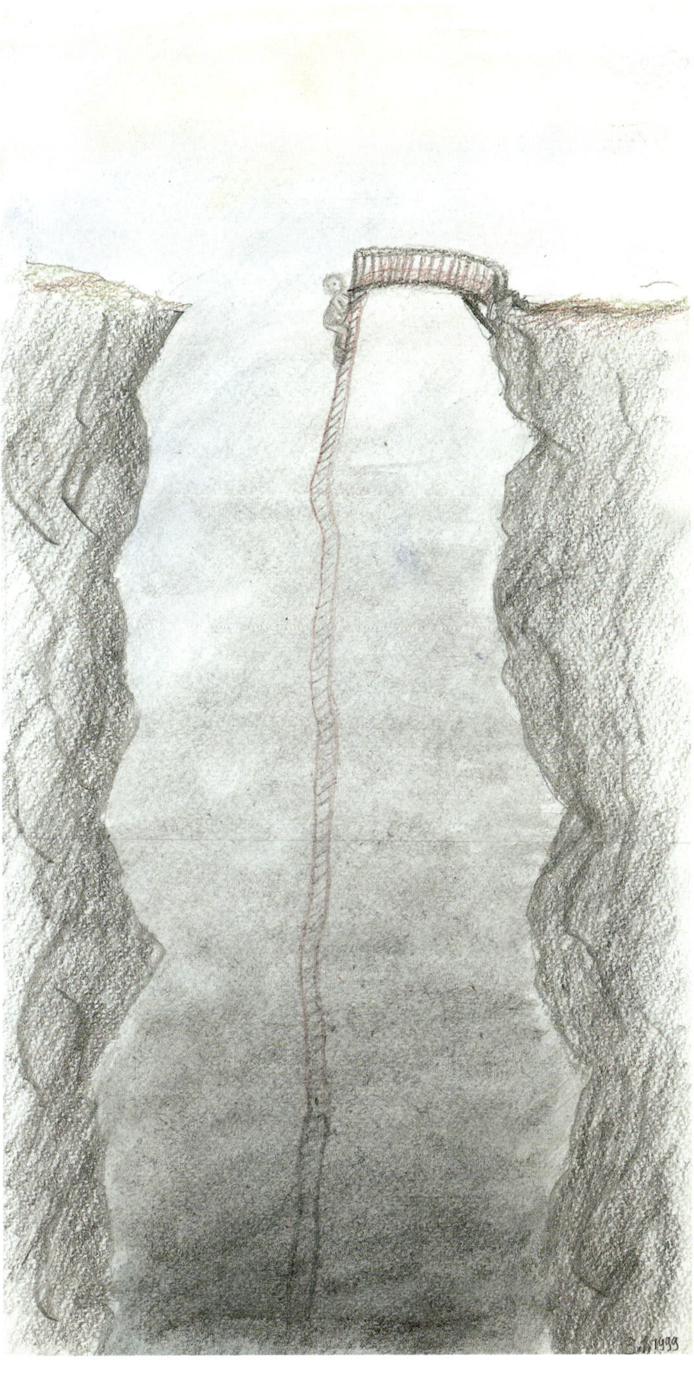
1999

Die andere Hoffnung

War Judiths Zustand in den früheren Jahren ihrer Erkrankung eher Objekt unserer Sorgen und Ängste, so ist sie selbst in den letzten Jahren zum ruhenden Pol unserer Familie geworden. Es ist bei allen Mühen auch schön, Judith zu pflegen, weil sie sich den pflegenden Händen ganz überlassen kann. Es tut gut, bei ihr zu sein und in ihr Ruhe ausstrahlendes Gesicht zu schauen, ihr Vergnügen an einem Witz, an Sprachspielen, ihre Wachheit bei einem sie interessierenden Gesprächsthema, ihren verinnerlichten Blick beim Musikhören zu erleben oder gar – in einer guten Minute – das Geschenk ihres zauberhaften Lächelns zu empfangen. Es klingt unglaublich, aber in der Wüstenei ihrer Krankheit ist sie schließlich für ihre Umgebung zu einer Oase geworden. Ihr stilles Dasein hat etwas Lassendes und Sammelndes, das unvermutete Aufleuchten ihres Gesichtes etwas Beglückendes.
Eine Freundin fasste ihren Eindruck von ihren Begegnungen mit Judith in einem Brief so zusammen: „Judith strahlt trotz der äußersten Fragilität ihres physischen Daseins ein Maß an Klarheit, Würde und Lebendigkeit aus, das den, der ihr aufmerksam begegnet, mit größter Ehrfurcht und Liebe zum Leben zu erfüllen vermag."

Und auch die Hoffnung haben wir nicht aufgegeben, sie hat nur einen neuen Sinn bekommen, den nämlich, dem Václav Havel mit folgenden Worten Ausdruck verliehen hat:

„Hoffnung ist nicht die Überzeugung,
dass etwas gut ausgeht,
sondern die Gewissheit,
dass etwas Sinn hat,
unabhängig davon,
wie es ausgeht."

Und Judiths Leben hat Sinn, solange es ihr gegeben ist.

Bis heute sind Judith und wir Eltern allen Menschen sehr dankbar, die versucht haben, ihr therapeutisch oder auf andere Weise zu helfen und Erleichterung zu verschaffen. Wenn sich auch manche Wege als erfolglos erwiesen haben, so waren sie doch wertvoll als Mosaiksteine in ihrer, in unser aller Entwicklung. Außerdem sind wir auf diesen Wegen vielen um Heilung bemühten, mitfühlenden Menschen begegnet.
Stellvertretend für sie alle möchten wir hier in Dankbarkeit diejenigen nennen, die Judith über einen längeren Zeitraum therapeutisch oder pflegerisch begleitet haben:
Mischa Kornev für sieben Jahre liebevoller Freundschaft und Partnerschaft, des weiteren
Andreas Osterrieth (Arzt), Dr. Brigitte Karner (Ärztin), Gert Sauer (Psychotherapie), Dr. Theodor Binder (Arzt), Erika Hummel (Eutonie), Petra Böhm (Krankengymnastik), Dr. Eugenia Constantinovici (Sprachtherapie und Jin Shin Jyutsu), Dr. Helmut Mielitz (Arzt), Eva Ehret (Heilpraktikerin), Katja Rieger (Krankengymnastik), Frau Rees und Frau Gerner, stellvertretend für die Pflegerinnen der Sozialstation „Pflegenetz“, Utz Gutmann für die Annahme der amtlichen Betreuung.
Unser besonderer Dank aber gilt Beate Freudenberger mit ihren Mitarbeiterinnen vom AKBN Freiburg und den von ihnen vermittelten Pflegehelferinnen und Pflegehelfern, die Judith täglich versorgen.

Verzeichnis der Gedichte
(alphabetisch)

Bestellmöglichkeiten

Dieses Buch ist erhältlich

per Direktbestellung über unsere Internetadresse:
www.juriet-gedichte.de
Hier finden Sie auch Leseproben, biografische Angaben zur Autorin sowie ein Gästebuch.

bei dem Verlag, der uns bei der Auslieferung unterstützt unter der Verlagsadresse: www.freiburger-verlag.de

per Post an: Freiburger Verlag, Hartkirchweg 37,
79111 Freiburg
oder **telefonisch** unter: 0761-4569970

und natürlich in allen gut sortierten **Buchhandlungen**.